Spiegelzahlen

Dies funktioniert, indem man die vorgegebenen Ziffern auf der Karte in umgekehrter Reihenfolge wiedergibt.

8 6

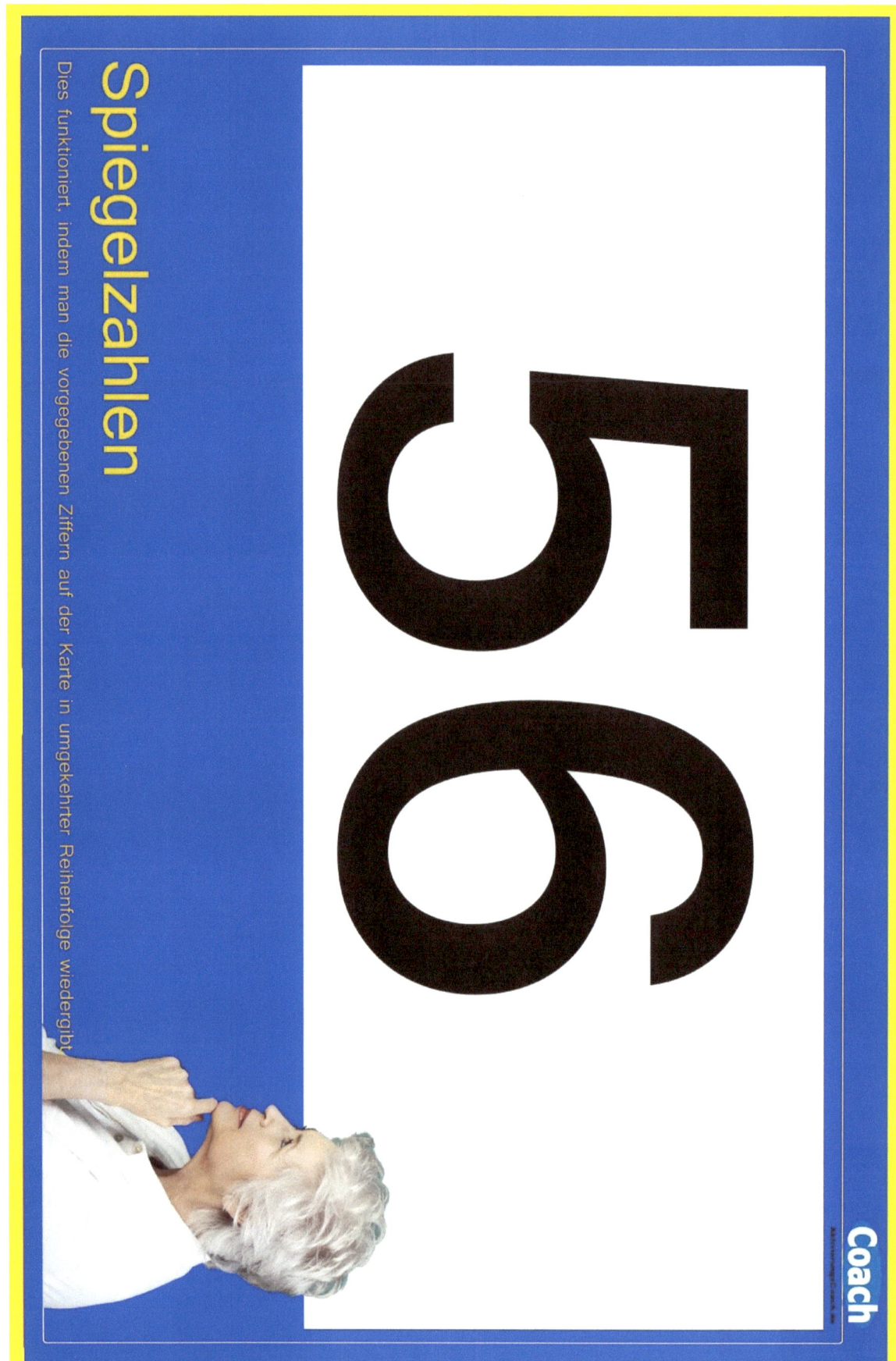

Spiegelzahlen

Dies funktioniert, indem man die vorgegebenen Ziffern auf der Karte in umgekehrter Reihenfolge wiedergibt

Coach

Spiegelzahlen

Zahlenkartenvorlagen für ein einfaches Senioren-Nachdenkspiel

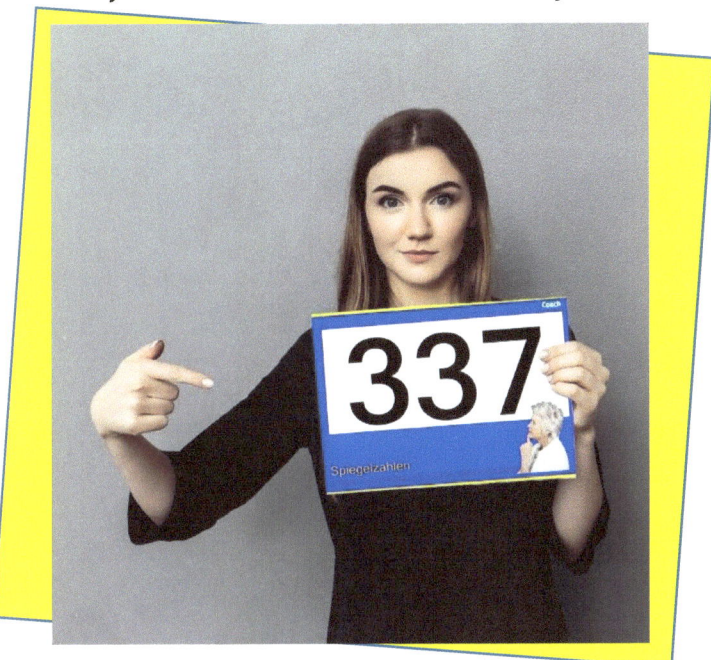

Ein Rätselspaß für Senioren, der zum aktiven Mit- und Nachdenken anregt

Mitdenken und Umdenken

lautet die einfache Aufgabe dieses kurzweiligen Zahlenspiels, bei dem es darum geht, die Zahlen der Spielkartenvorlagen zu „spiegeln". Dies funktioniert, indem man die vorgegebenen Ziffern auf der Karte in umgekehrter Reihenfolge wiedergibt. Beispiel: Die Zahlenkarte zeigt den Wert 243, Ihre Teilnehmer sollen nun die Spiegelzahl von 243 nennen. Dies ist dann die Zahl 342. Das ist einfach! Nicht wahr?

Vor dem ersten Einsatz der Zahlenkarten müssen Sie diese wieder sorgfältig aus dem Heft ausschneiden und idealerweise laminieren. Achten Sie bitte auch darauf, dass Sie dieses niedrigschwellige Beschäftigungsangebot, insbesondere im Bereich der Sozialen Arbeit, nur bei den Bewohnern einsetzen, die diese Aufgabe noch bewältigen können. Wie immer erläutern und erklären Sie diese Aufgabe vor der Nutzung in Ihren eigenen Worten.

Achtung: Die zu spiegelnde Zahlenkarte wird während der ganzen Zeit gut sichtbar von Ihnen als Betreuungskraft den Bewohnern gezeigt. Lassen sie Ihren Bewohnern dabei so viel Zeit wie benötigt wird, um die richtige Lösung zu finden. Sie werden überrascht sein, wie diese einfache Aufgabe kurzzeitig Ihre Senioren zum Nachdenken anregen wird.

Anwendungstipp: Sind Ihre Bewohner noch sehr fit, zeigen Sie diese Karte nur kurz (ca. 25 Sekunden) und nicht die gesamte Zeit. Somit müssen sich Ihre Bewohner an die gezeigte Zahl erinnern und diese im Kopf spiegeln. Anschließend sollen sie diese gespiegelte Zahl nennen. Diese Variante eignet sich nur für sehr fitte Senioren.

Entdecken Sie unser reichhaltiges Buchsortiment auf:

www.AktivierungsCoach.de

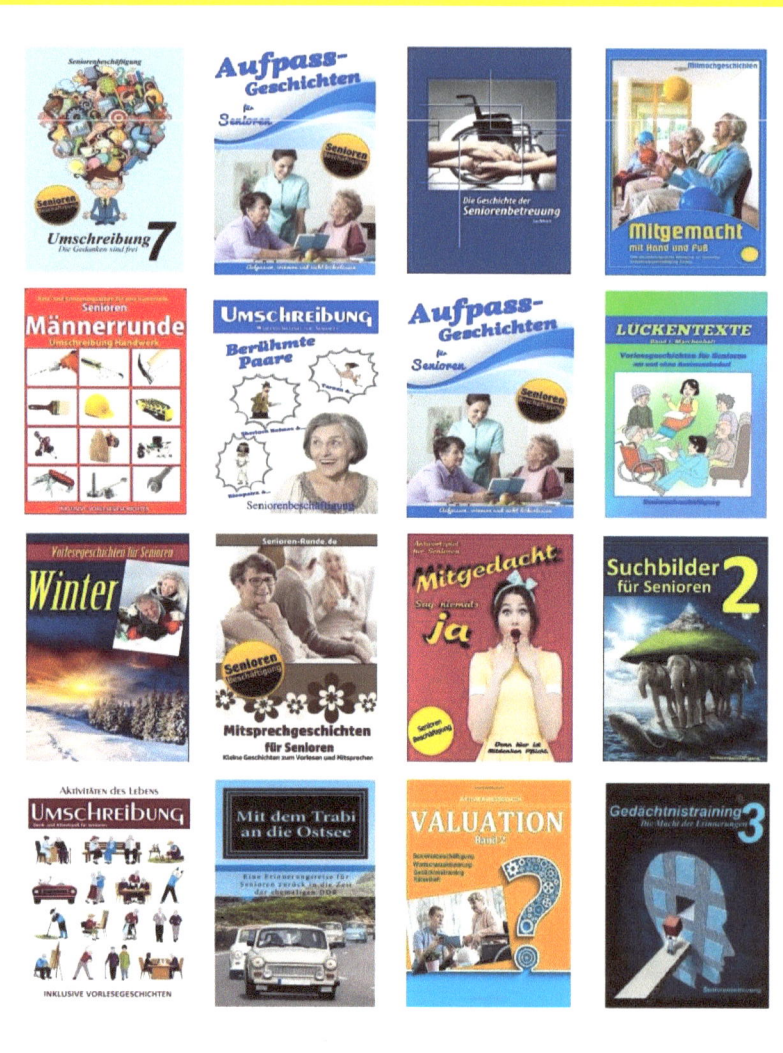

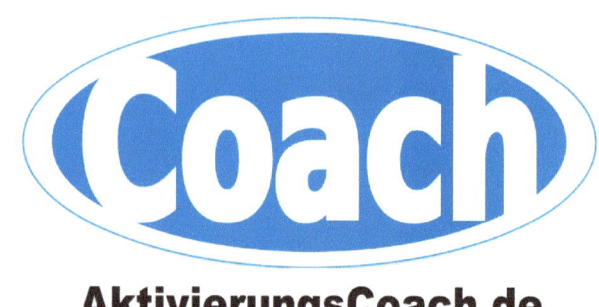

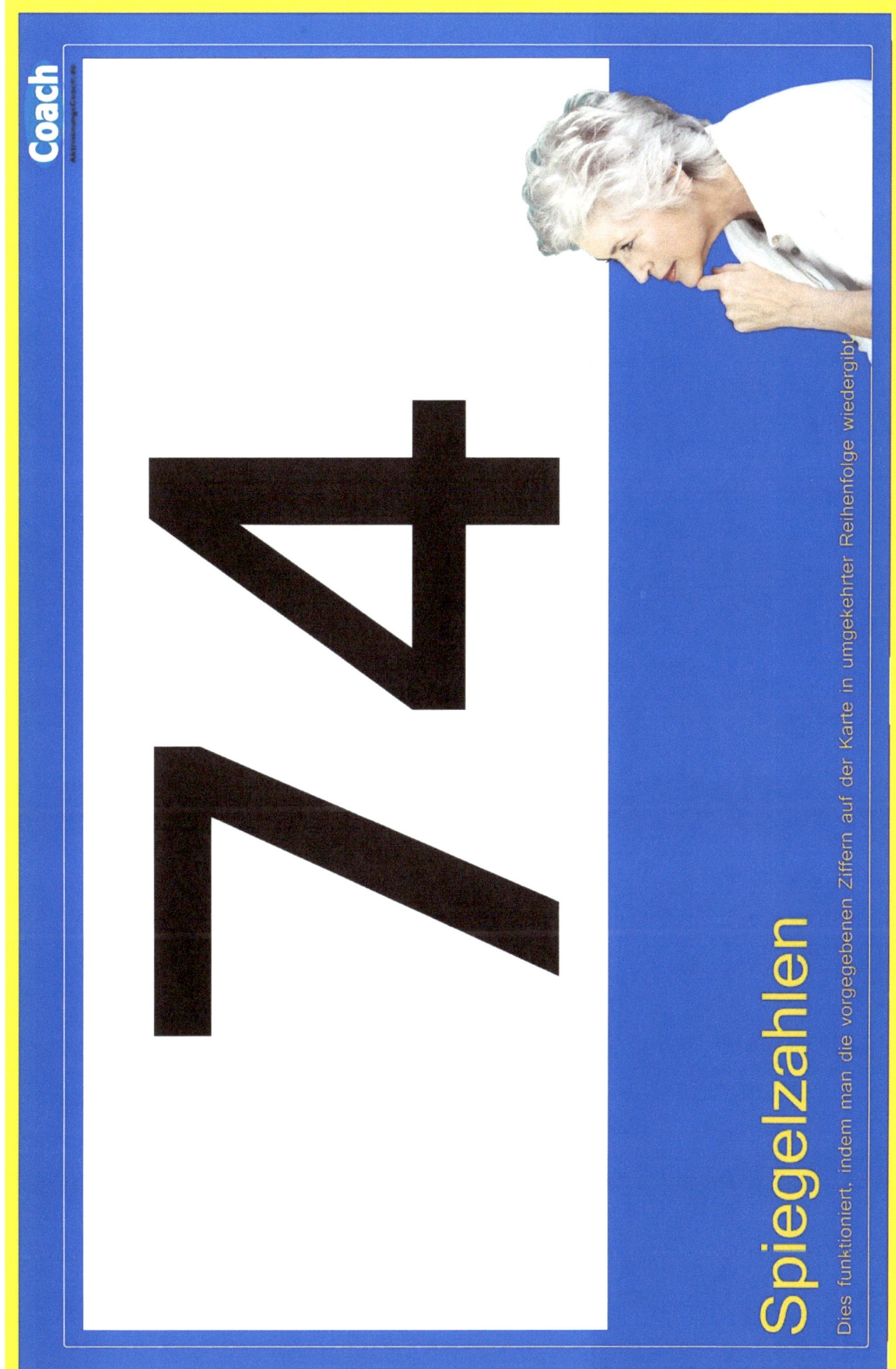

74

Spiegelzahlen

Dies funktioniert, indem man die vorgegebenen Ziffern auf der Karte in umgekehrter Reihenfolge wiedergibt.

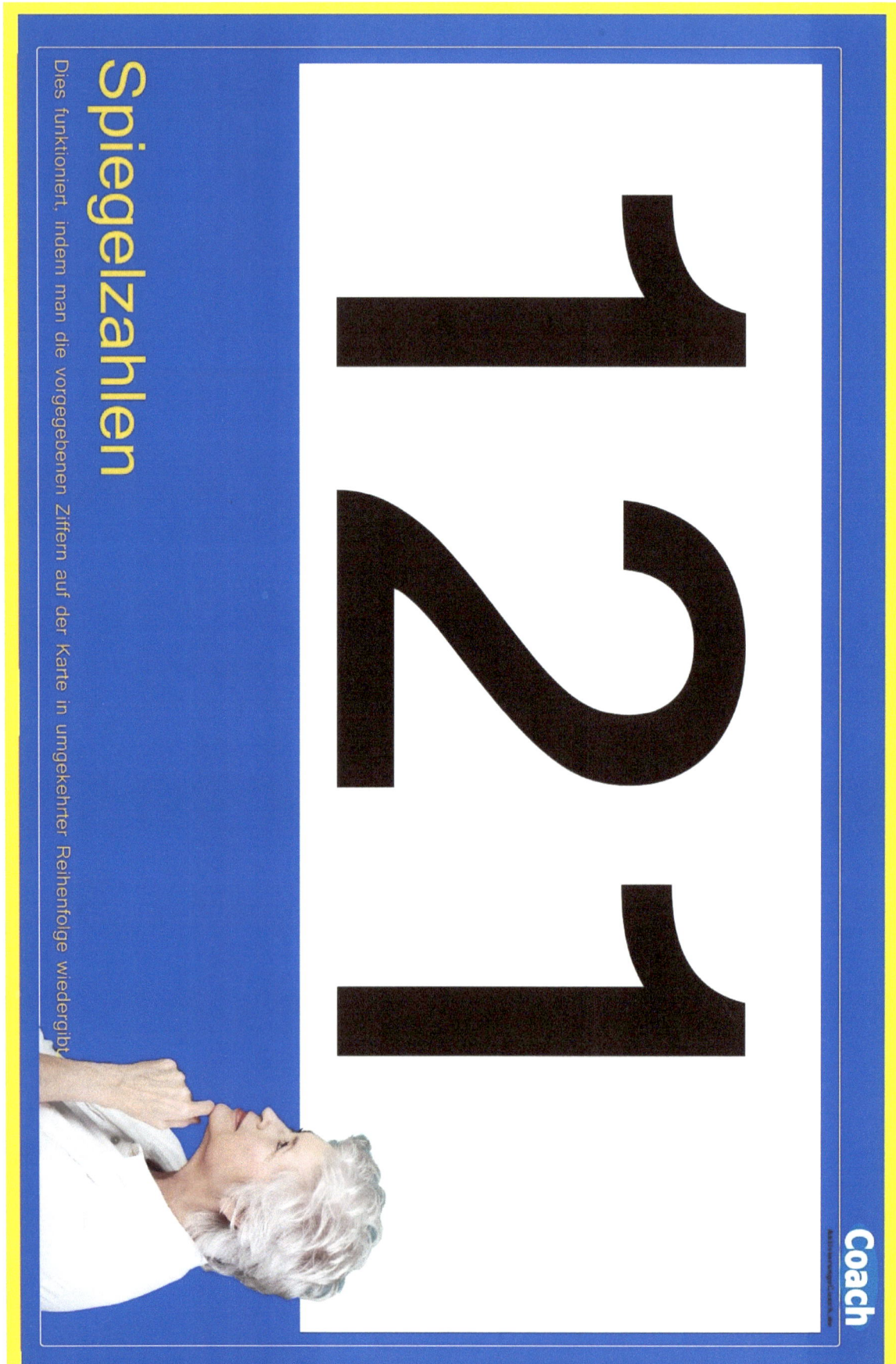

Spiegelzahlen

Dies funktioniert, indem man die vorgegebenen Ziffern auf der Karte in umgekehrter Reihenfolge wiedergibt.

121

Coach

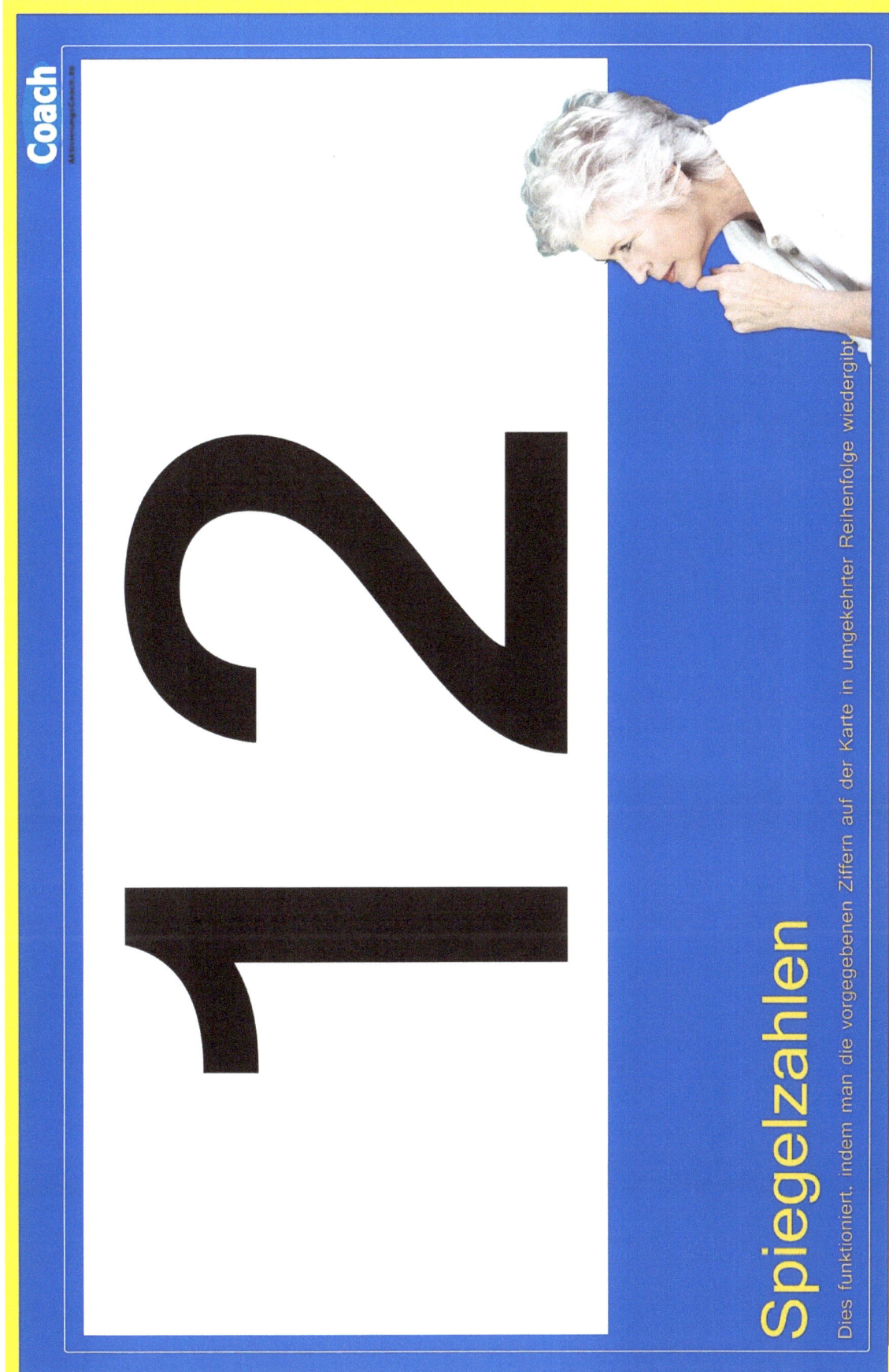

21

Spiegelzahlen

Dies funktioniert, indem man die vorgegebenen Ziffern auf der Karte in umgekehrter Reihenfolge wiedergibt.

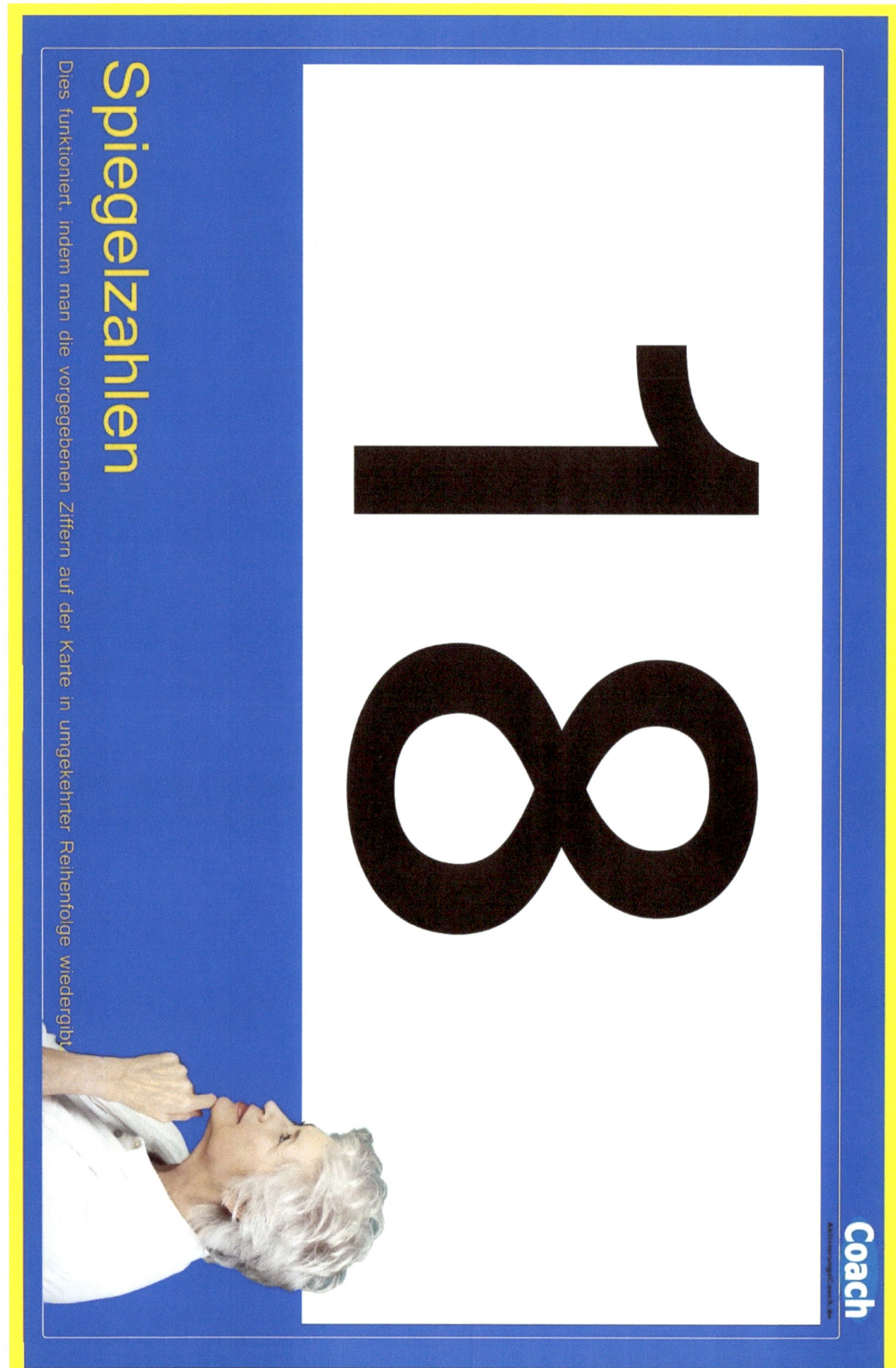

Spiegelzahlen

Dies funktioniert, indem man die vorgegebenen Ziffern auf der Karte in umgekehrter Reihenfolge wiedergibt.

Coach

841 8

Spiegelzahlen

Dies funktioniert, indem man die vorgegebenen Ziffern auf der Karte in umgekehrter Reihenfolge wiedergibt

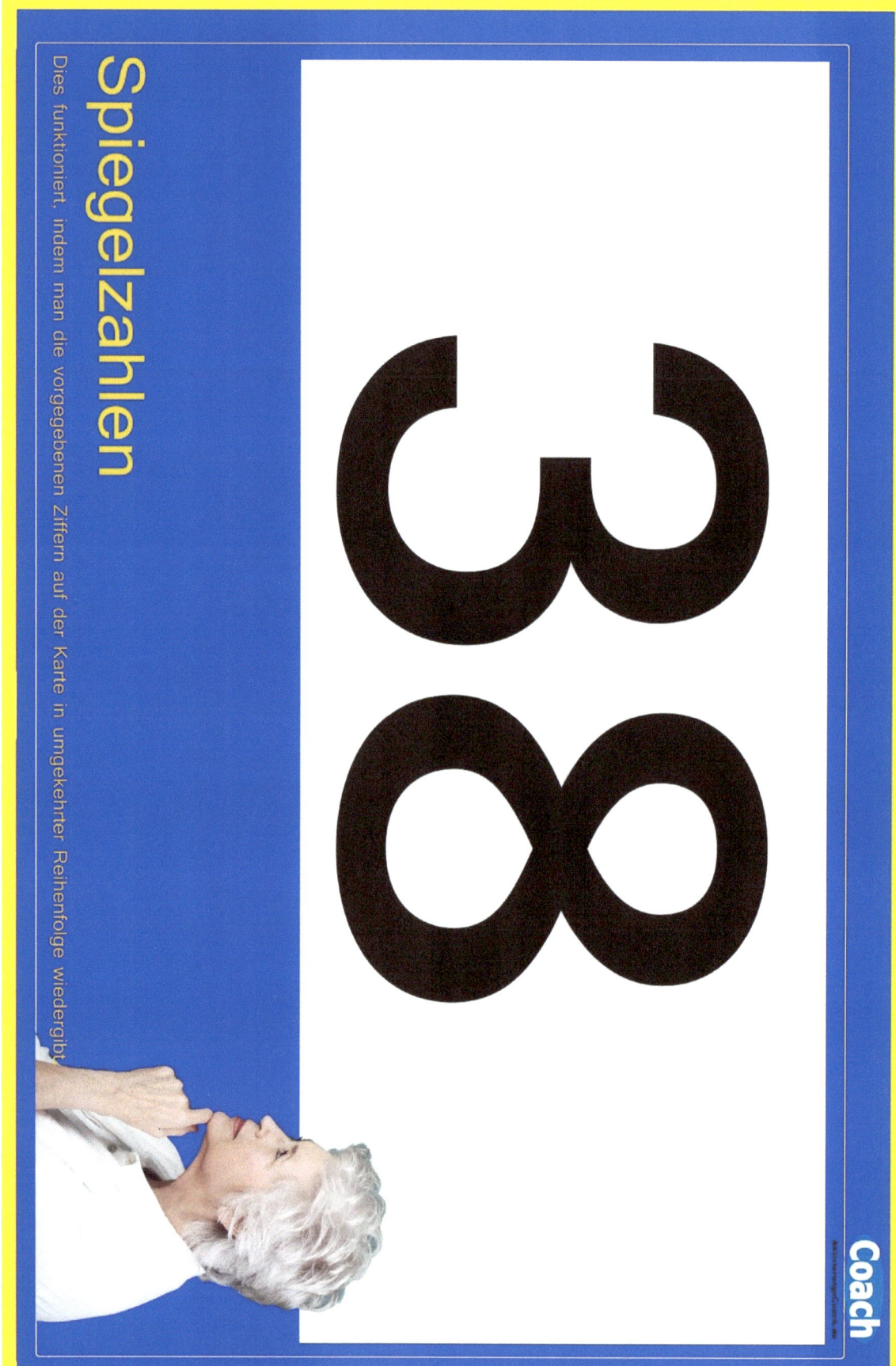

Spiegelzahlen

Dies funktioniert, indem man die vorgegebenen Ziffern auf der Karte in umgekehrter Reihenfolge wiedergibt.

Coach

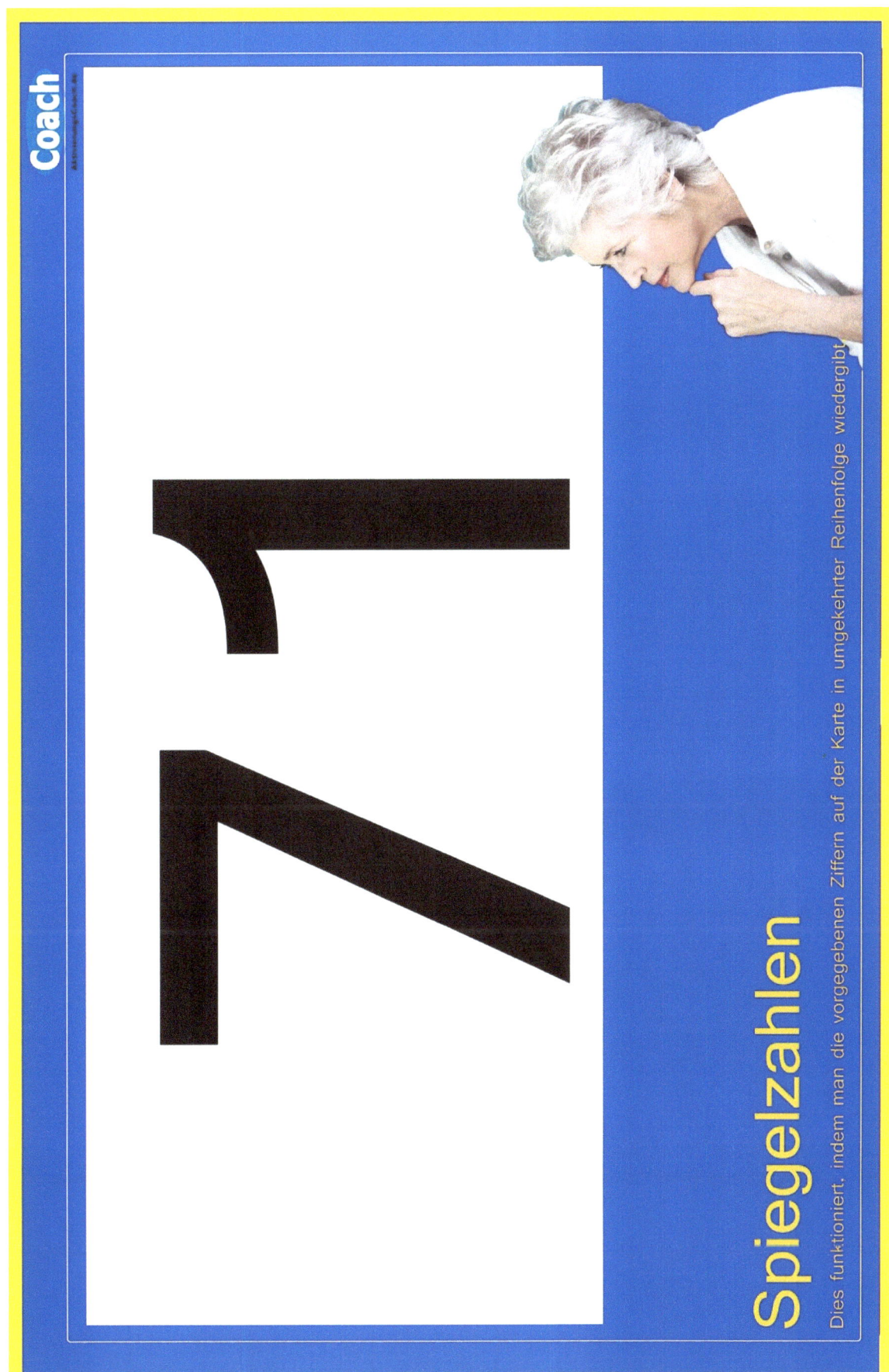

Spiegelzahlen

Dies funktioniert, indem man die vorgegebenen Ziffern auf der Karte in umgekehrter Reihenfolge wiedergibt.

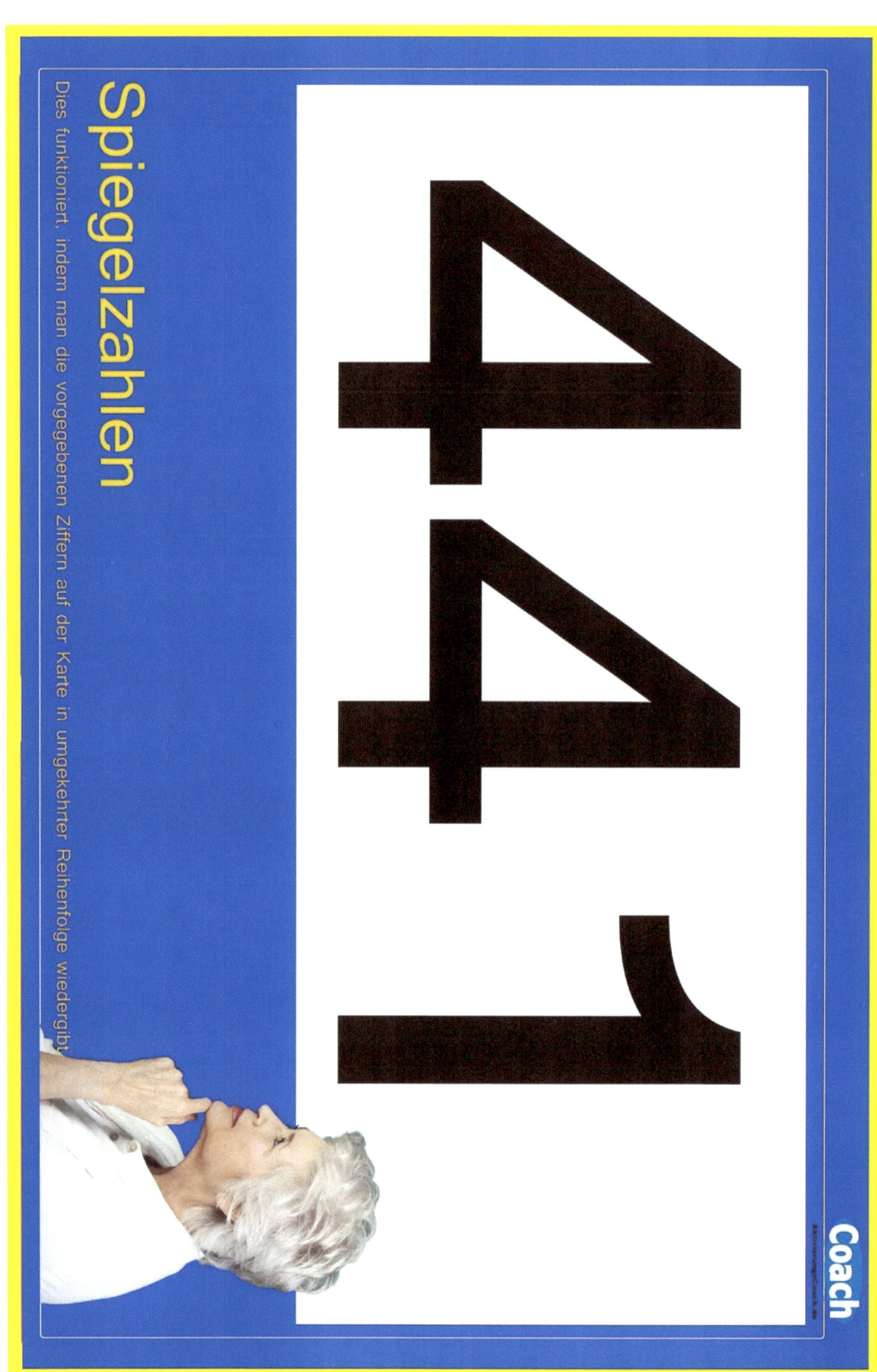

Spiegelzahlen

Dies funktioniert, indem man die vorgegebenen Ziffern auf der Karte in umgekehrter Reihenfolge wiedergibt.

Coach

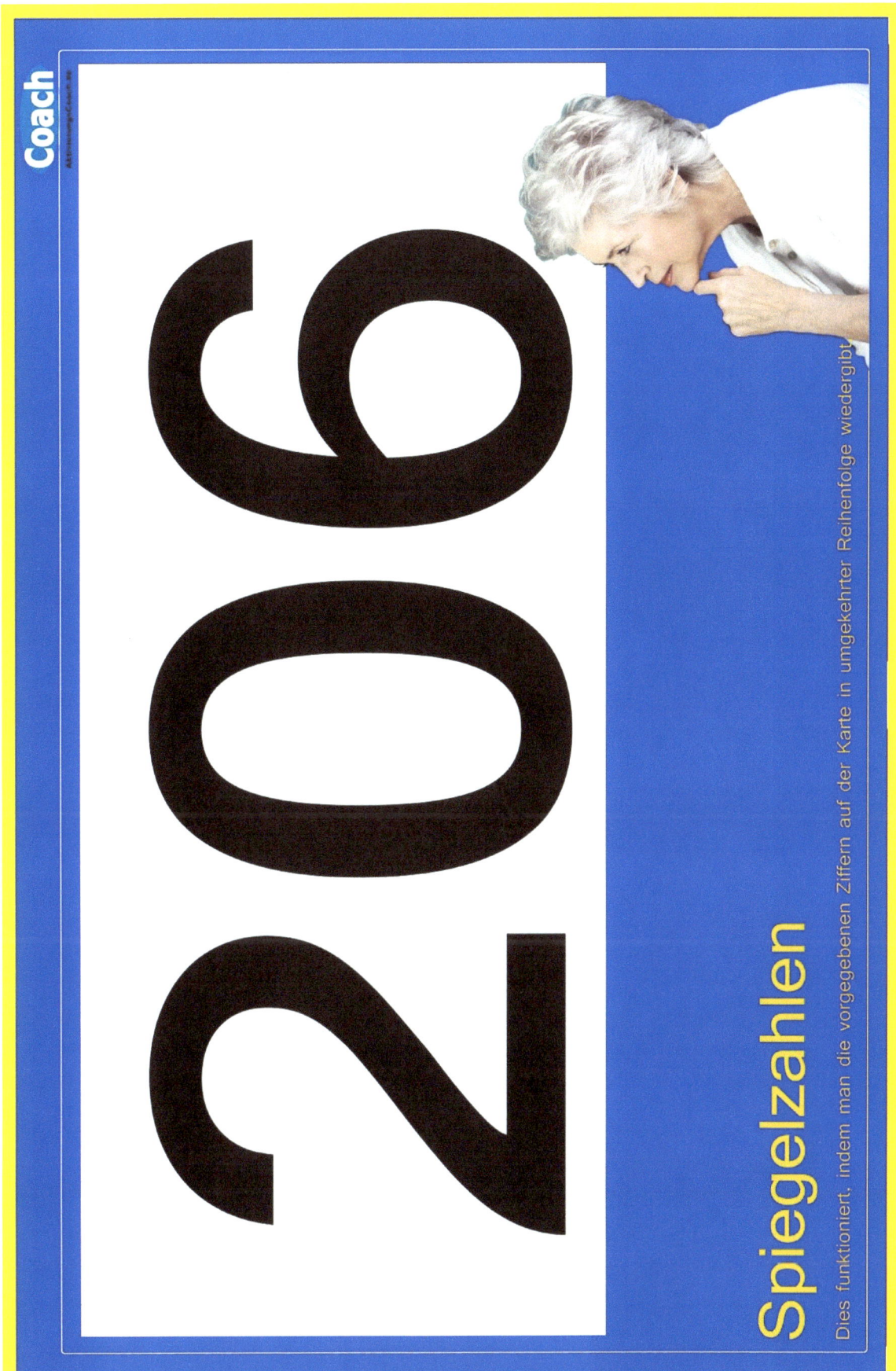

Spiegelzahlen

Dies funktioniert, indem man die vorgegebenen Ziffern auf der Karte in umgekehrter Reihenfolge wiedergibt

209

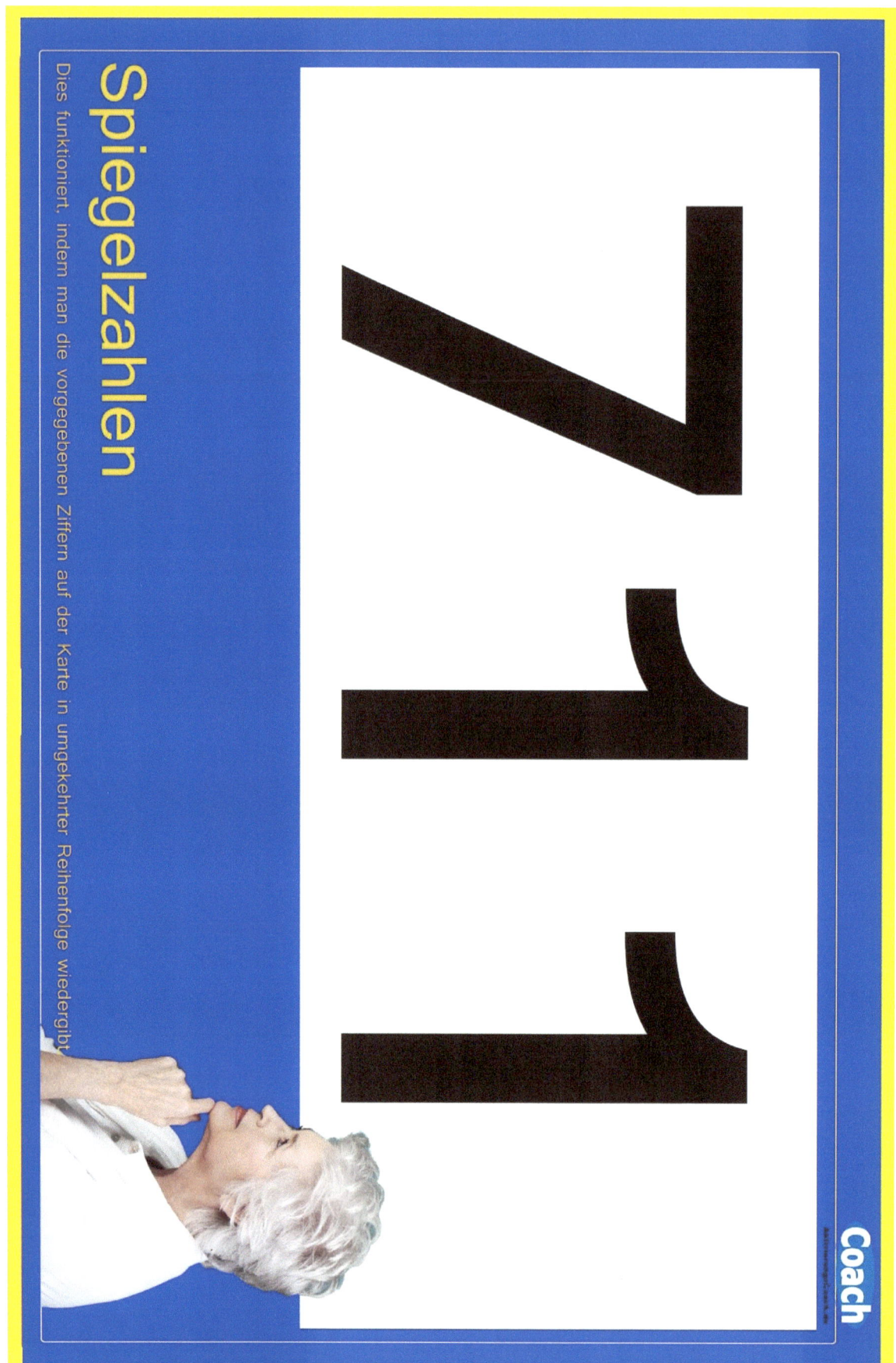

Spiegelzahlen

Dies funktioniert, indem man die vorgegebenen Ziffern auf der Karte in umgekehrter Reihenfolge wiedergibt.

Coach

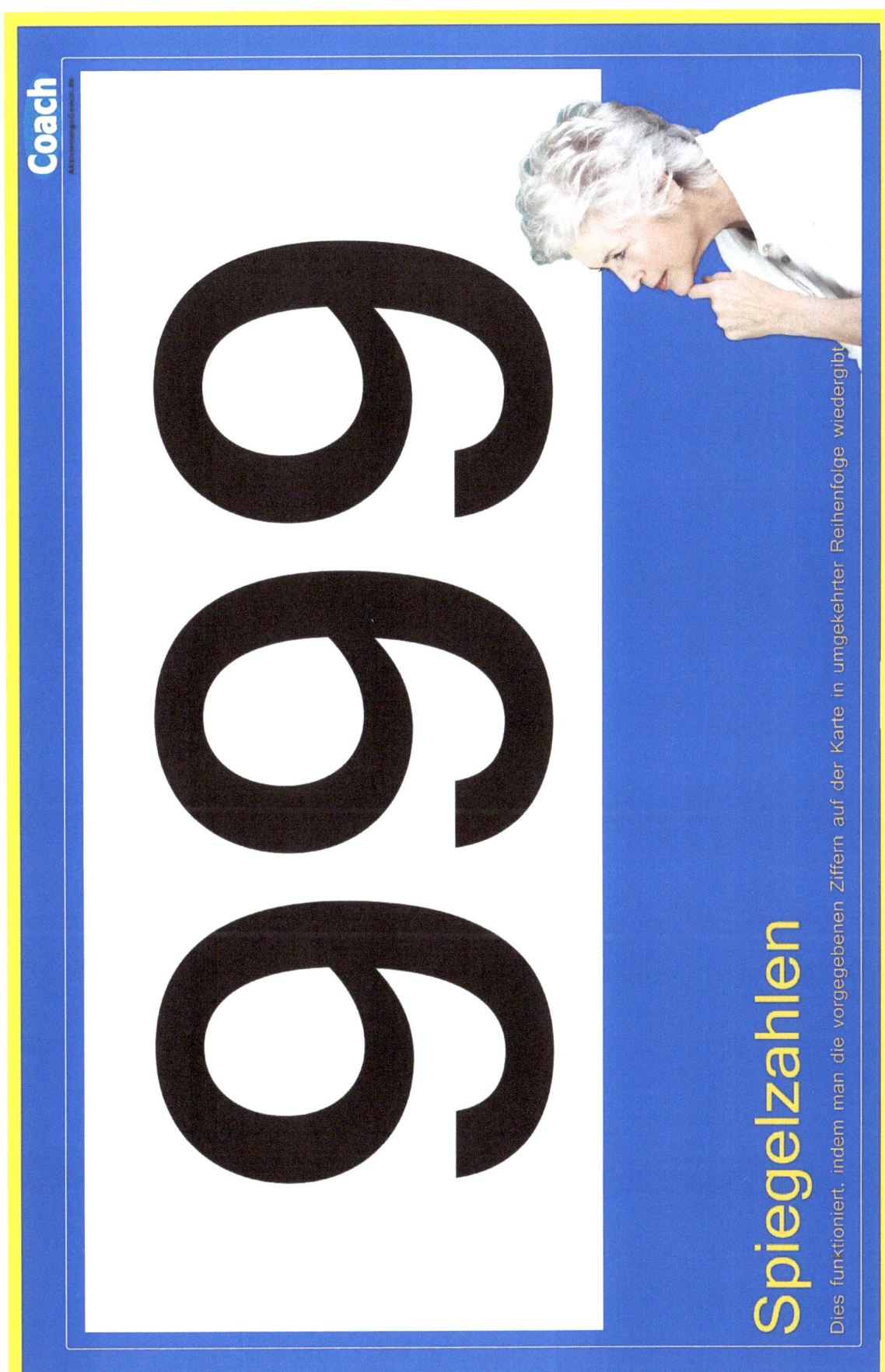

Spiegelzahlen

Dies funktioniert, indem man die vorgegebenen Ziffern auf der Karte in umgekehrter Reihenfolge wiedergibt.

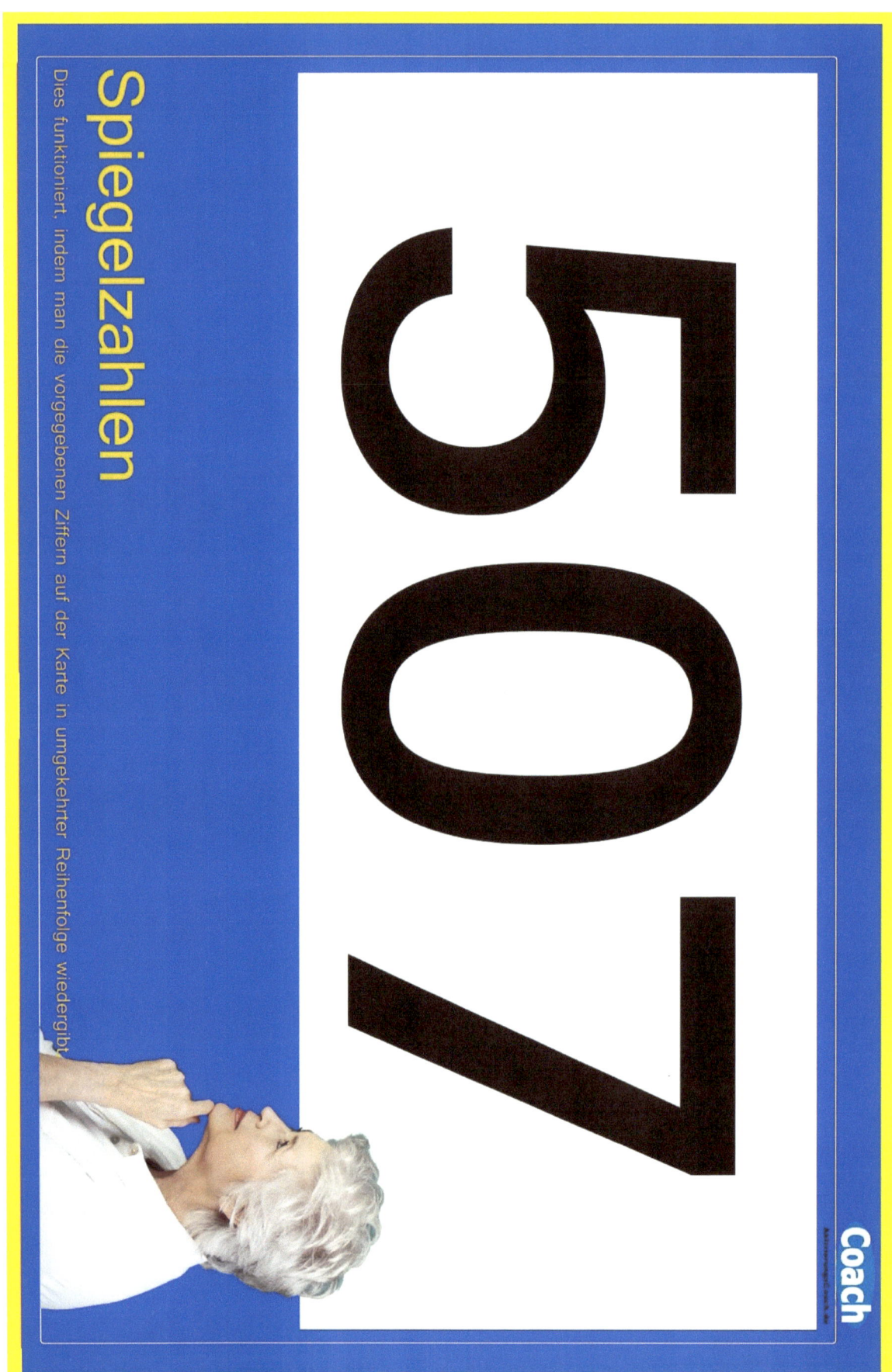

Spiegelzahlen

Dies funktioniert, indem man die vorgegebenen Ziffern auf der Karte in umgekehrter Reihenfolge wiedergibt.

Coach

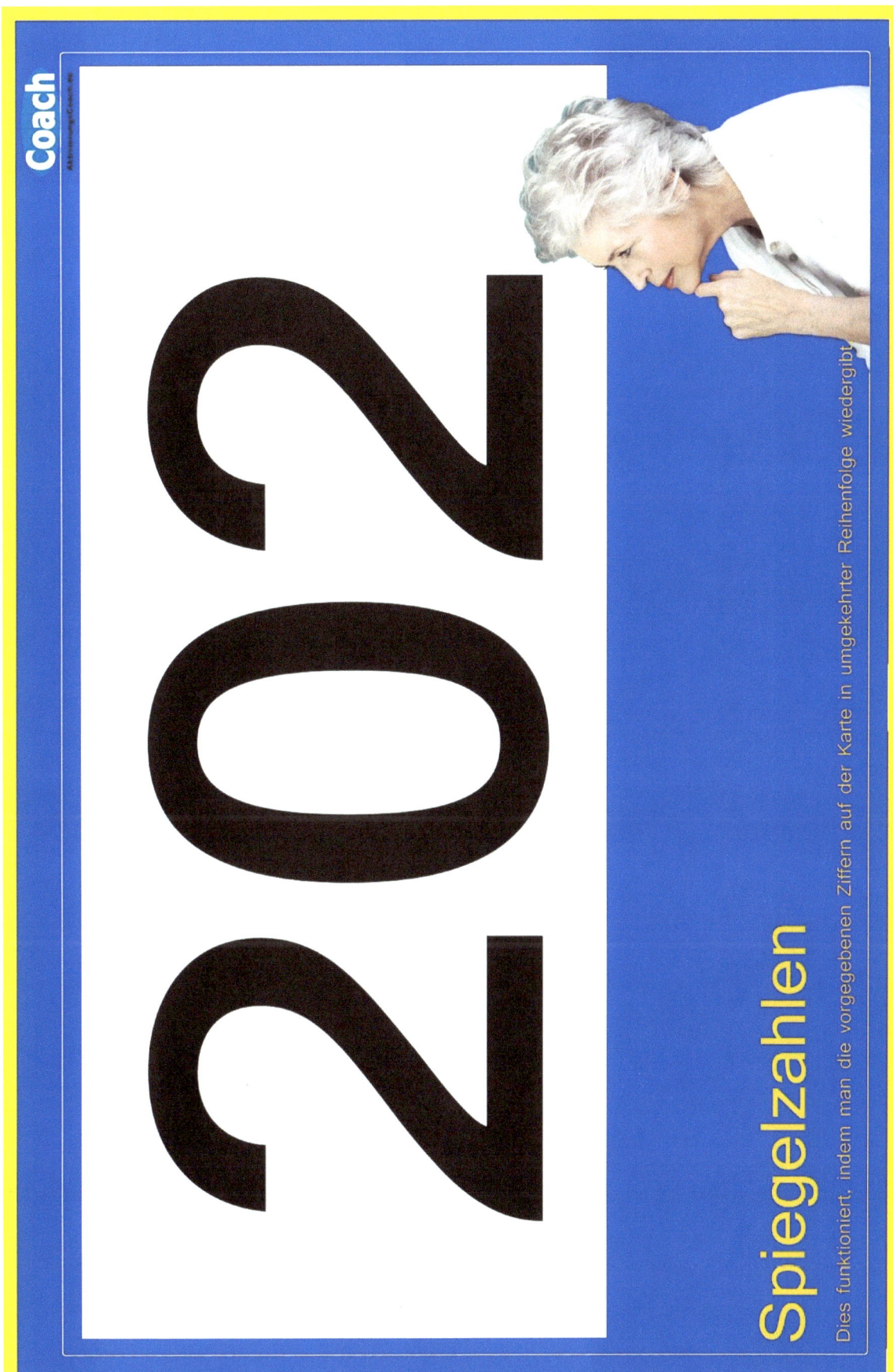

Aktivierung.Coach.de

202

Spiegelzahlen

Dies funktioniert, indem man die vorgegebenen Ziffern auf der Karte in umgekehrter Reihenfolge wiedergibt.

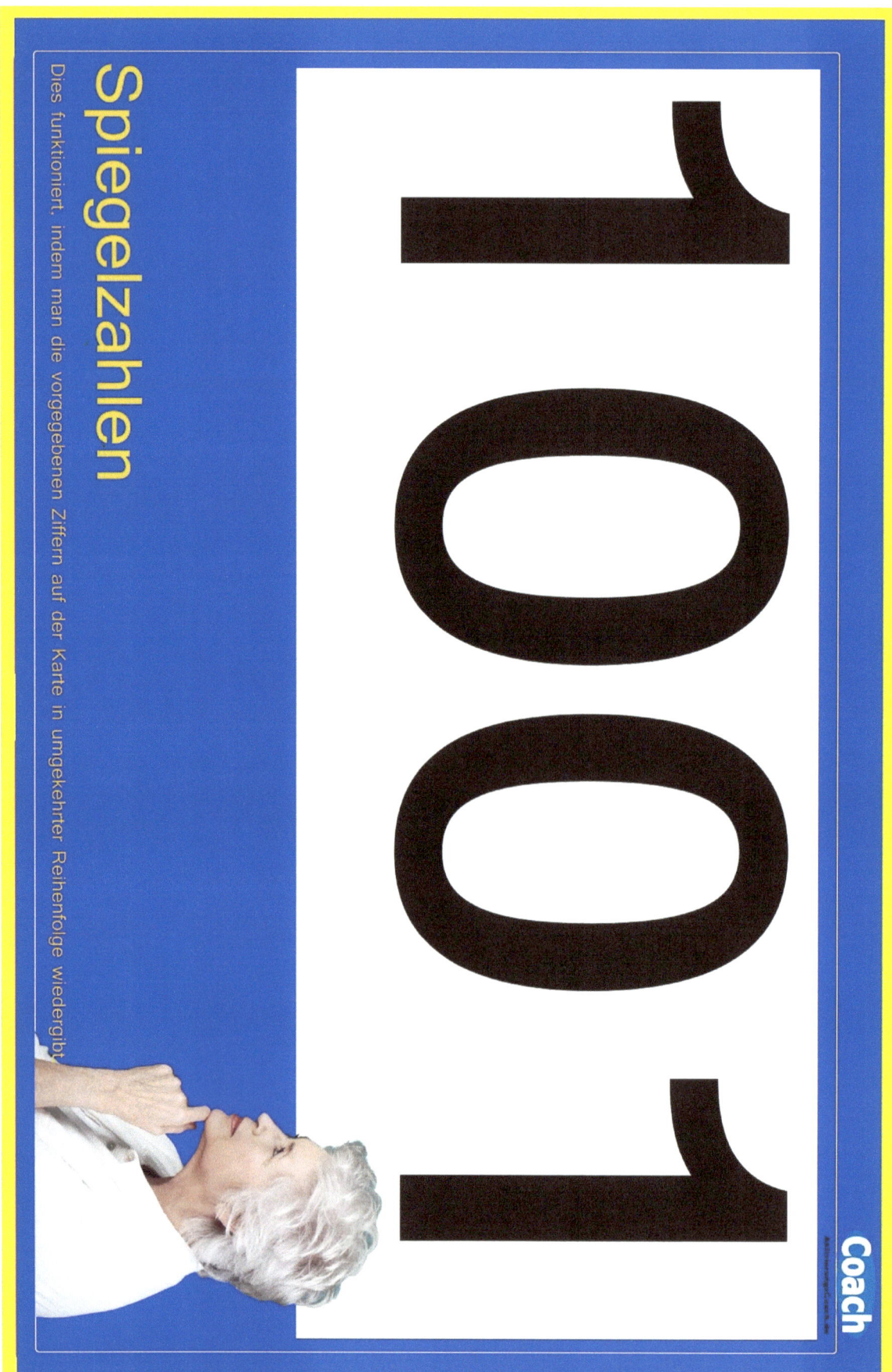

Spiegelzahlen

Dies funktioniert, indem man die vorgegebenen Ziffern auf der Karte in umgekehrter Reihenfolge wiedergibt.

Coach

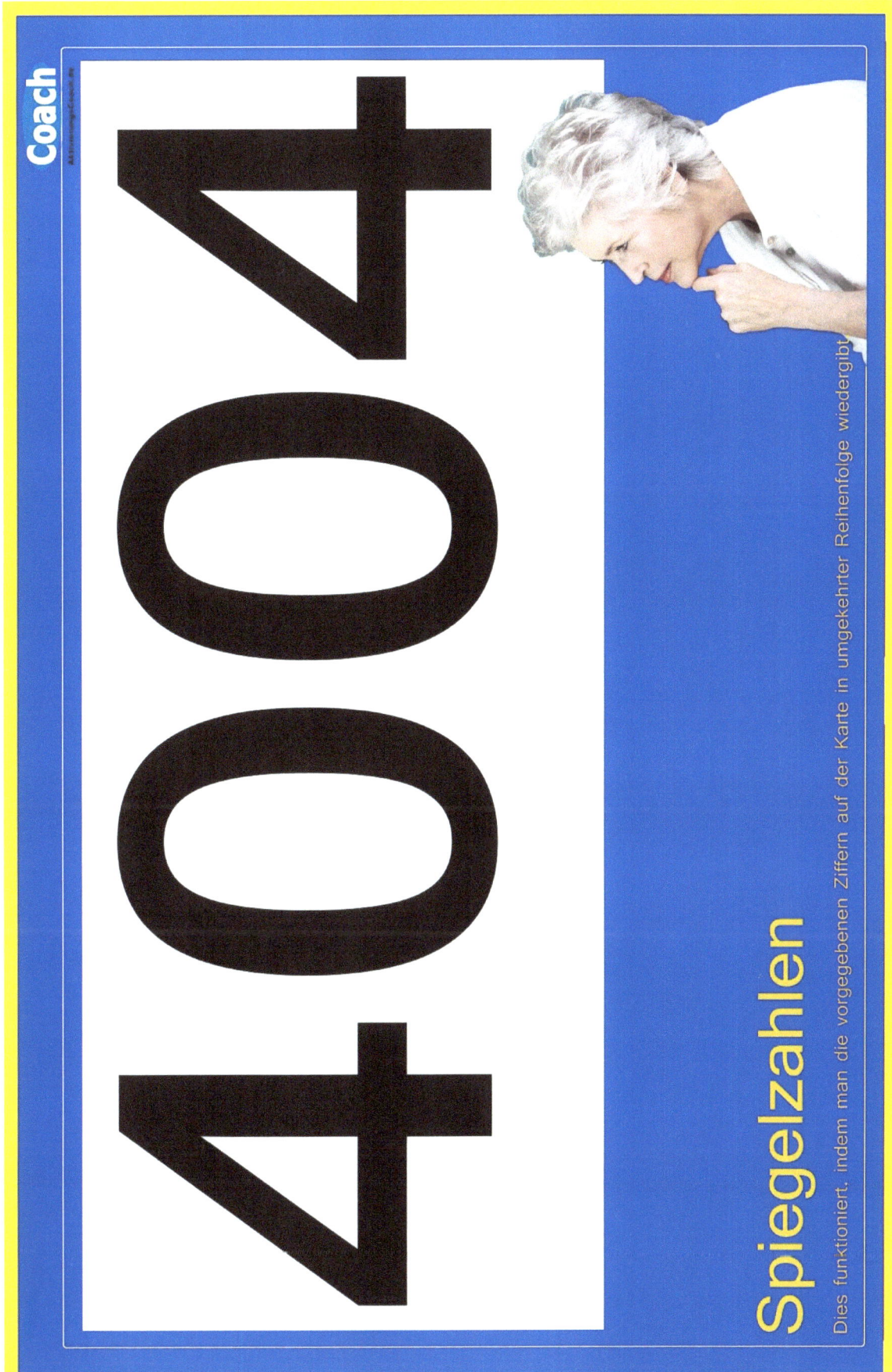

4004

Spiegelzahlen

Dies funktioniert, indem man die vorgegebenen Ziffern auf der Karte in umgekehrter Reihenfolge wiedergibt.

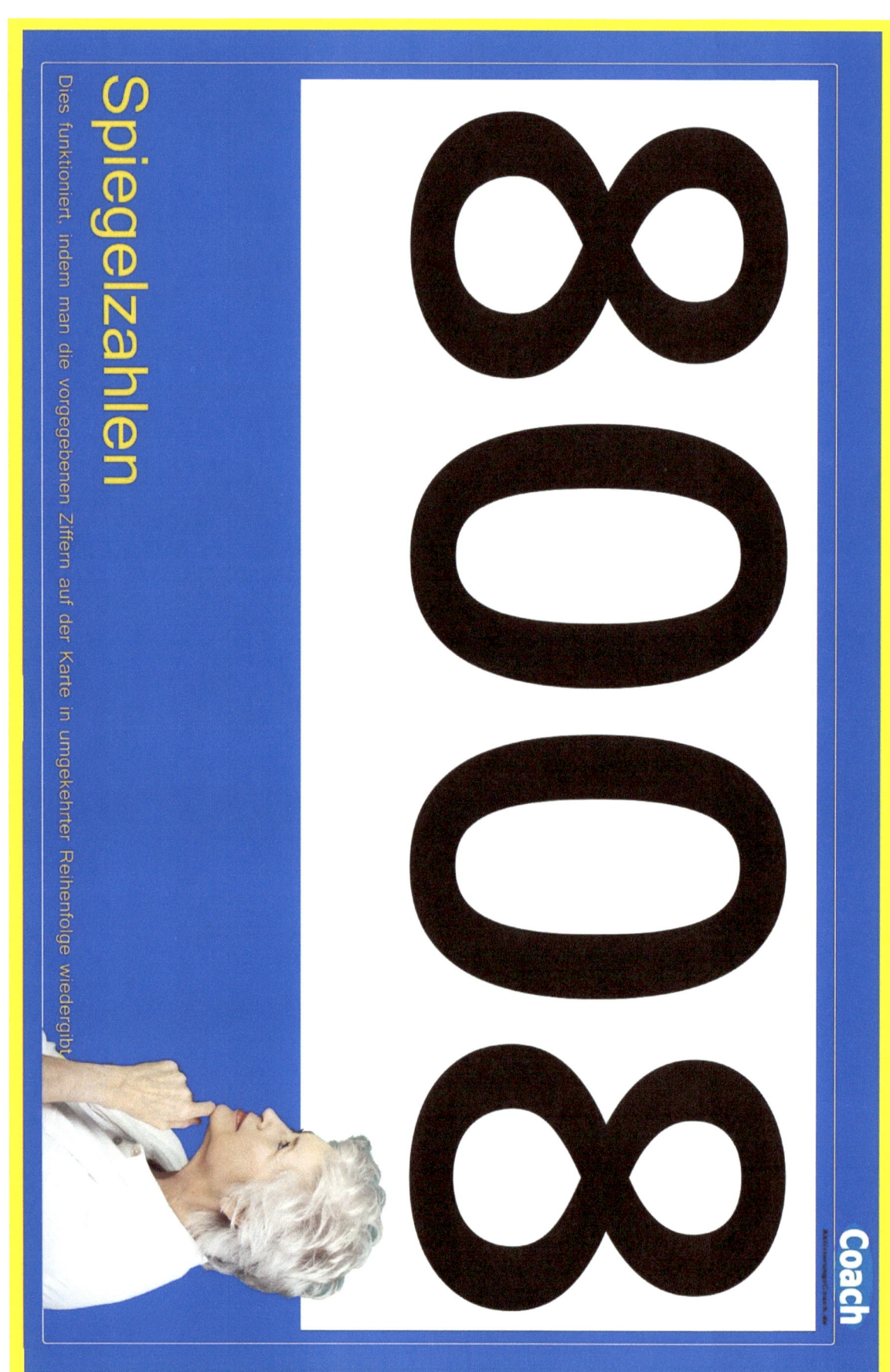

Spiegelzahlen

Dies funktioniert, indem man die vorgegebenen Ziffern auf der Karte in umgekehrter Reihenfolge wiedergibt.

Coach

20

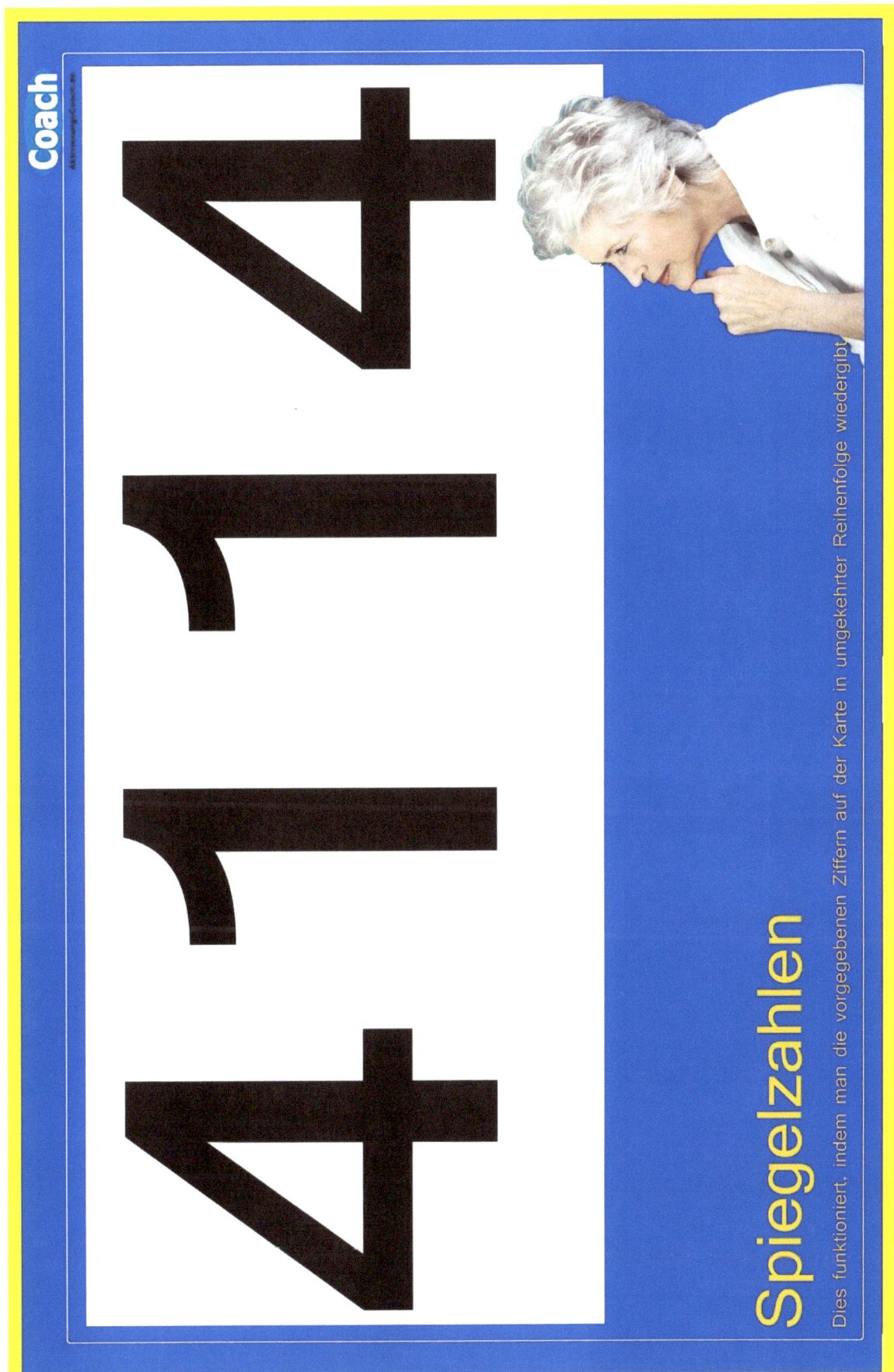

Spiegelzahlen

Dies funktioniert, indem man die vorgegebenen Ziffern auf der Karte in umgekehrter Reihenfolge wiedergibt.

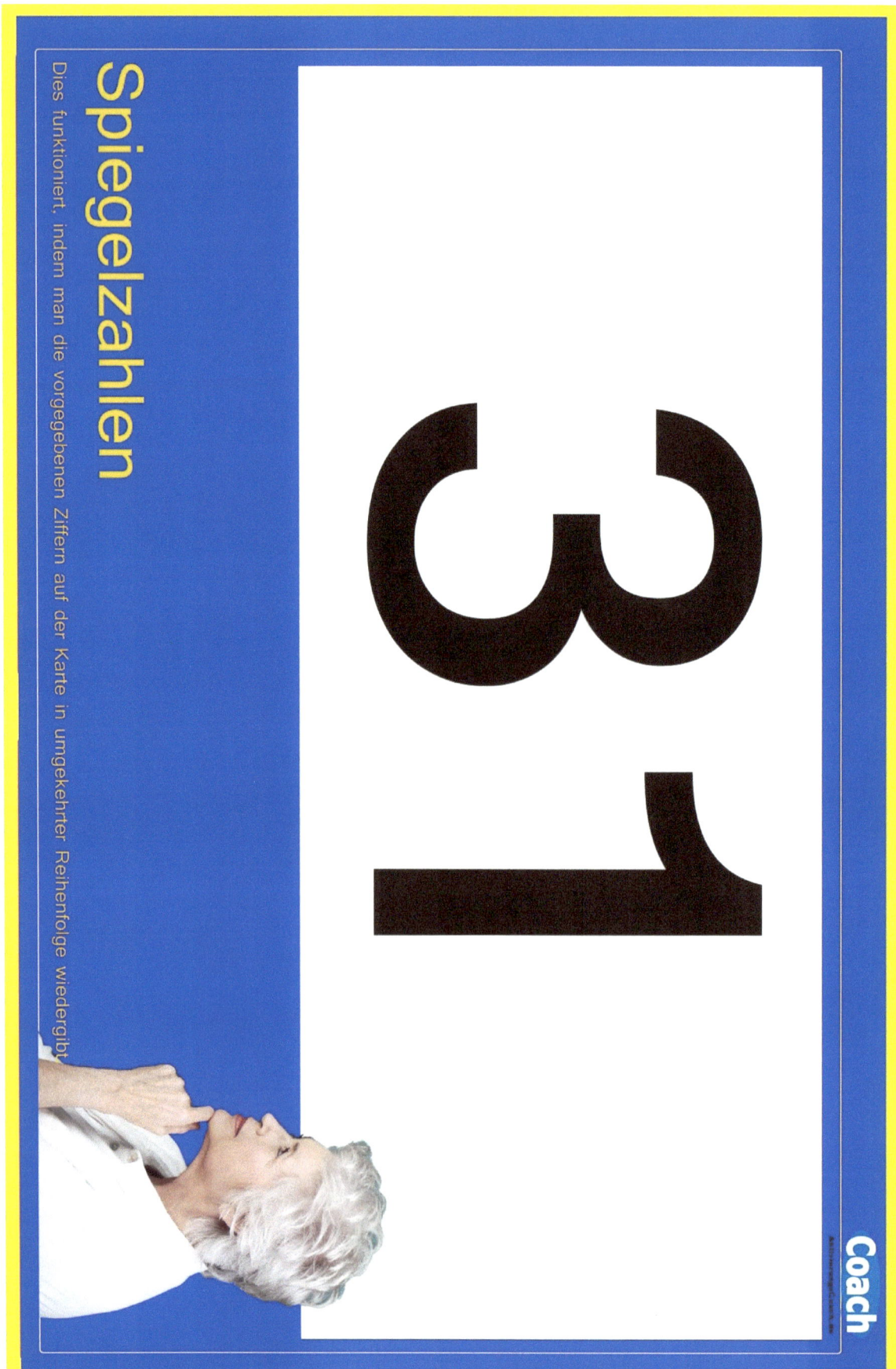

Spiegelzahlen

Dies funktioniert, indem man die vorgegebenen Ziffern auf der Karte in umgekehrter Reihenfolge wiedergibt.

Coach

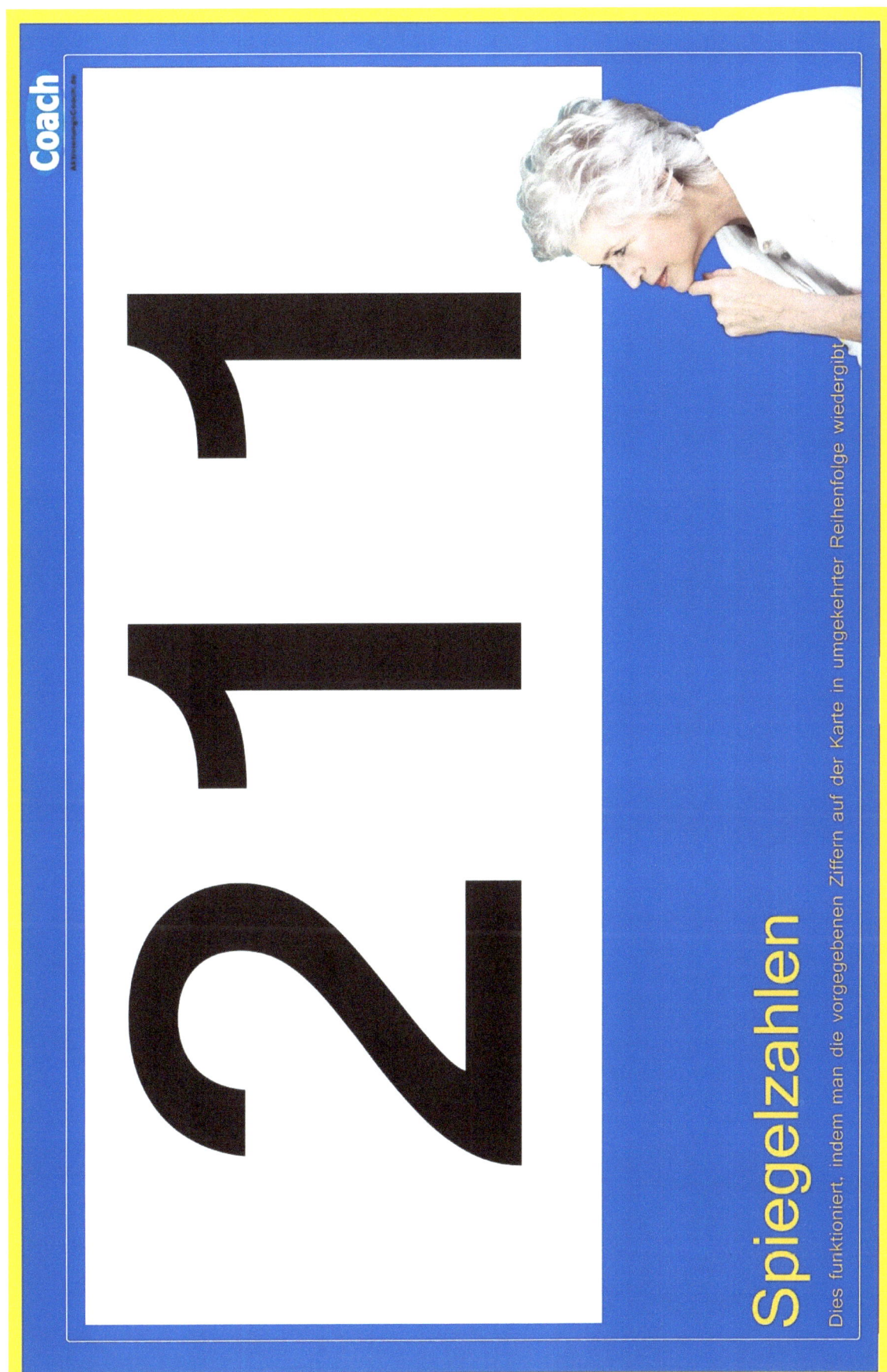

Spiegelzahlen

Dies funktioniert, indem man die vorgegebenen Ziffern auf der Karte in umgekehrter Reihenfolge wiedergibt.

2 1 1

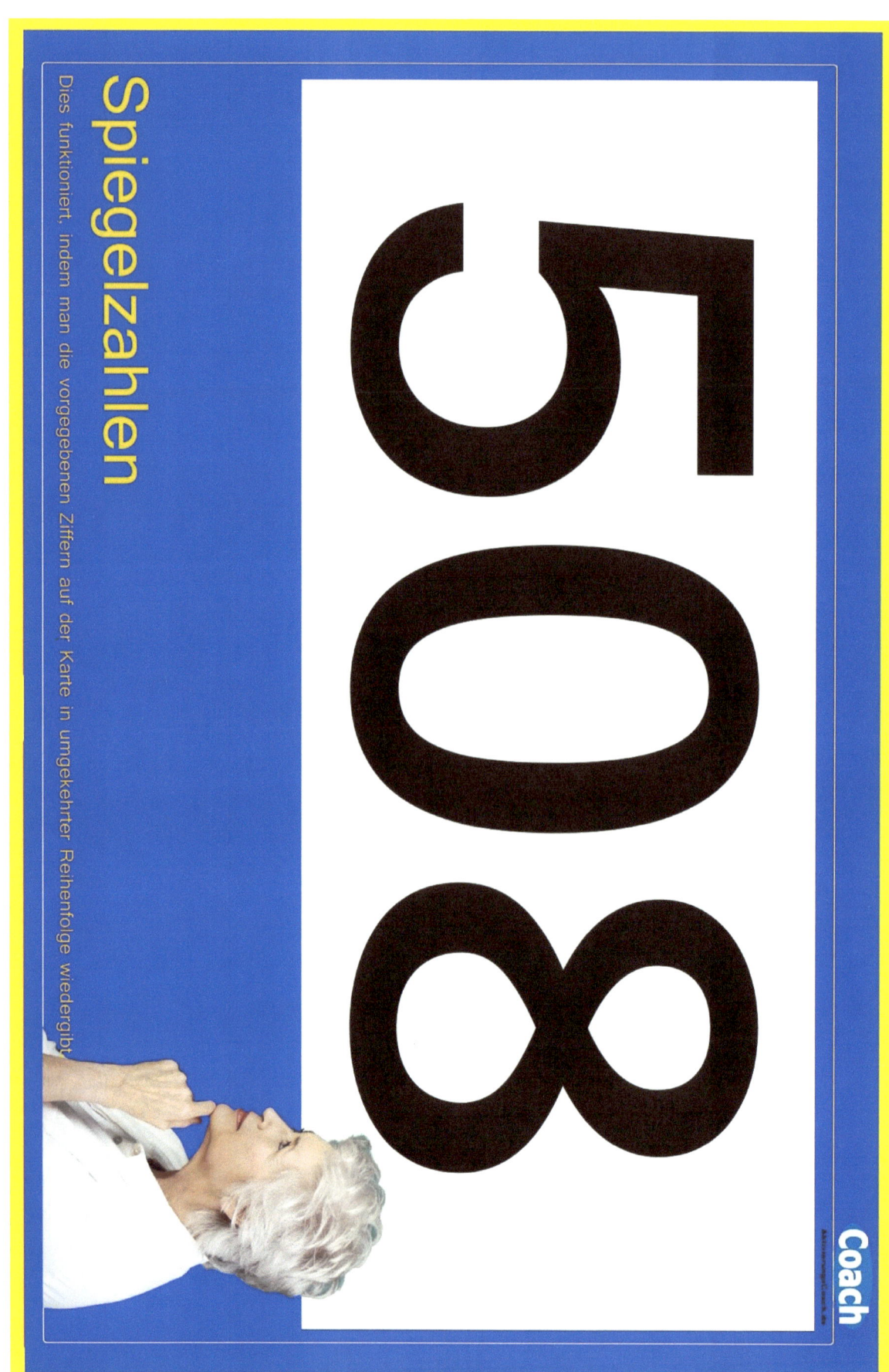

Spiegelzahlen

Dies funktioniert, indem man die vorgegebenen Ziffern auf der Karte in umgekehrter Reihenfolge wiedergibt.

5 0 8

Coch

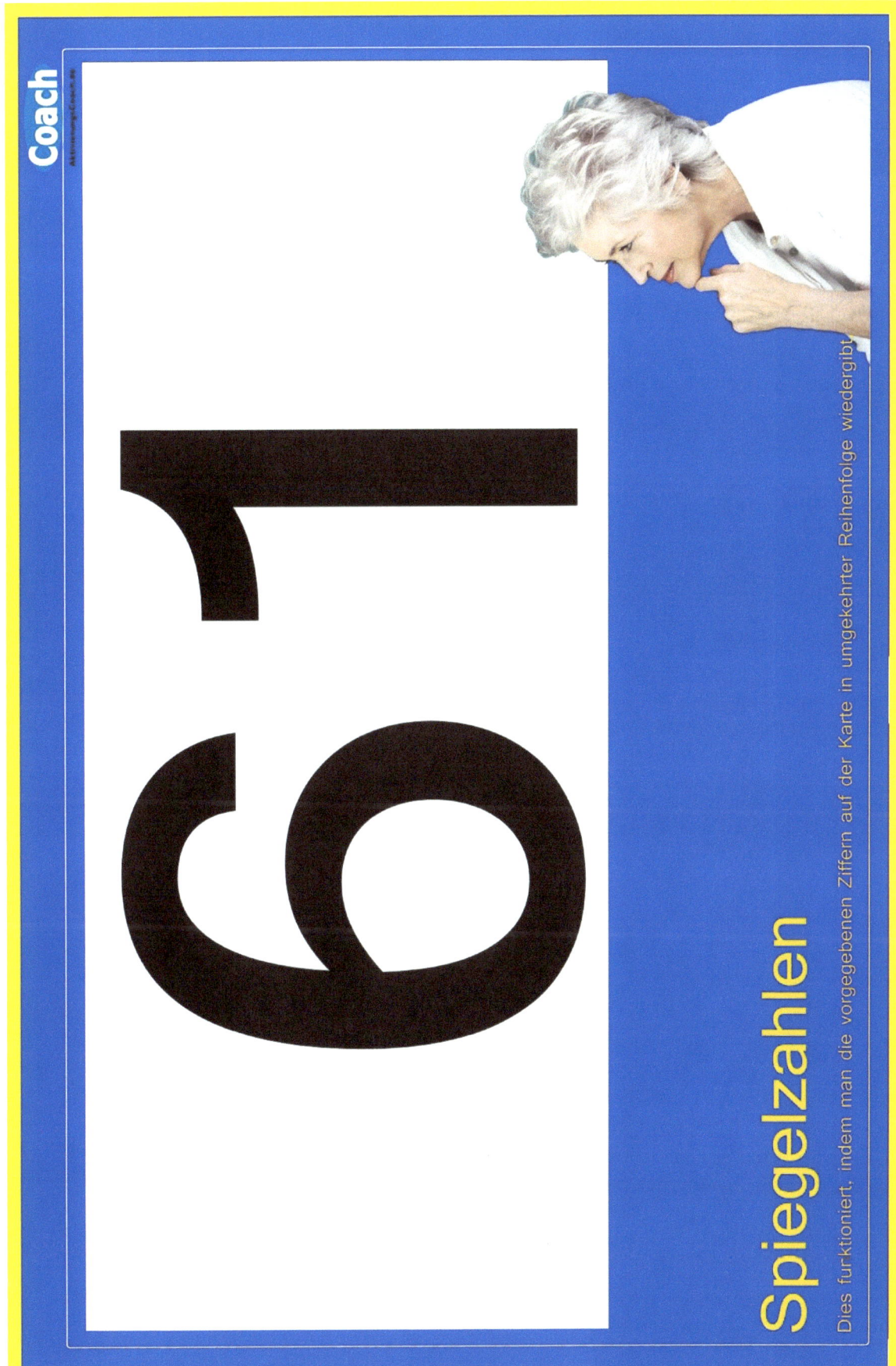

Spiegelzahlen

Dies funktioniert, indem man die vorgegebenen Ziffern auf der Karte in umgekehrter Reihenfolge wiedergibt.

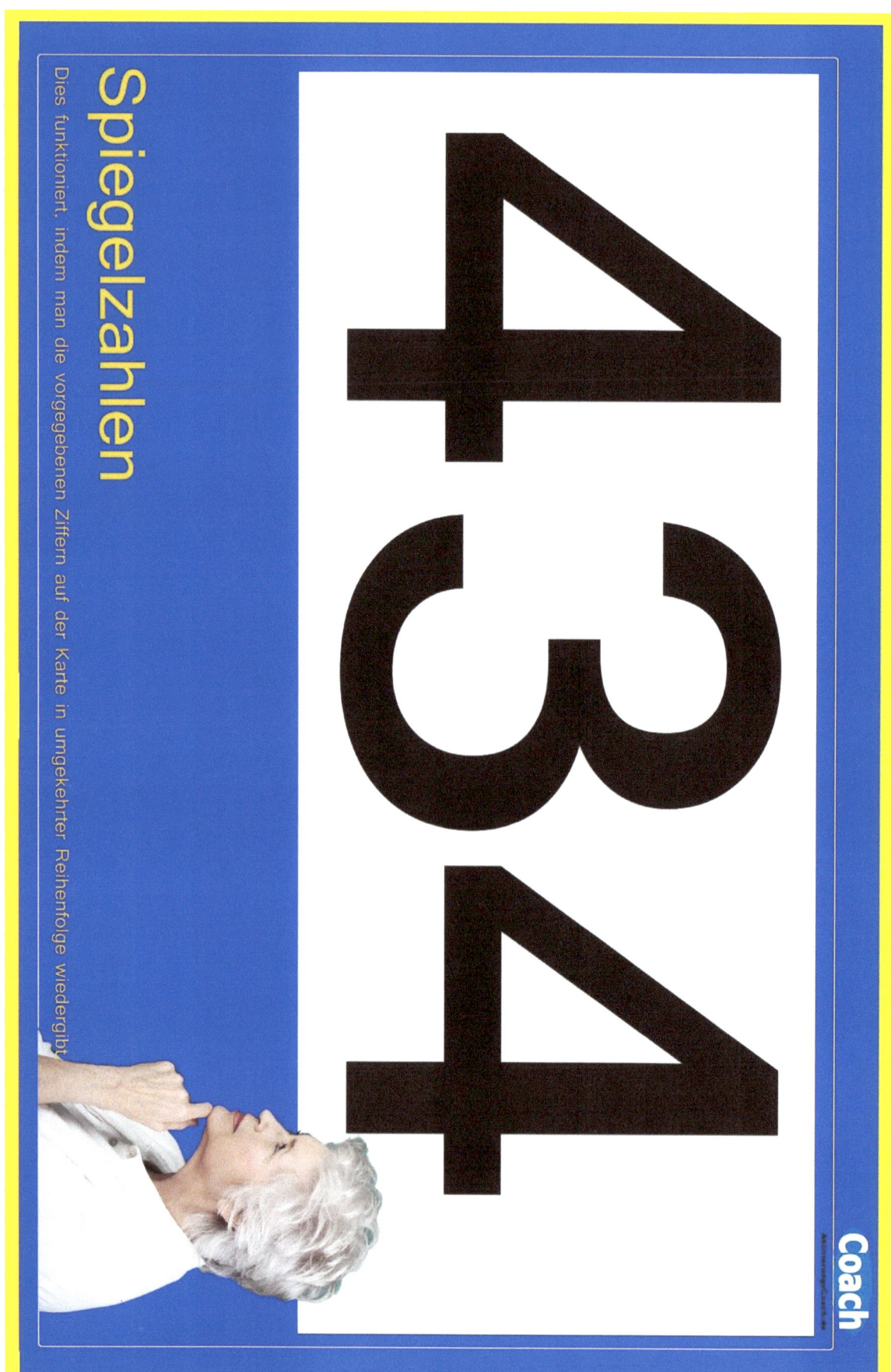

Spiegelzahlen

Dies funktioniert, indem man die vorgegebenen Ziffern auf der Karte in umgekehrter Reihenfolge wiedergibt.

Coach

3
8

Spiegelzahlen

Dies funktioniert, indem man die vorgegebenen Ziffern auf der Karte in umgekehrter Reihenfolge wiedergibt.

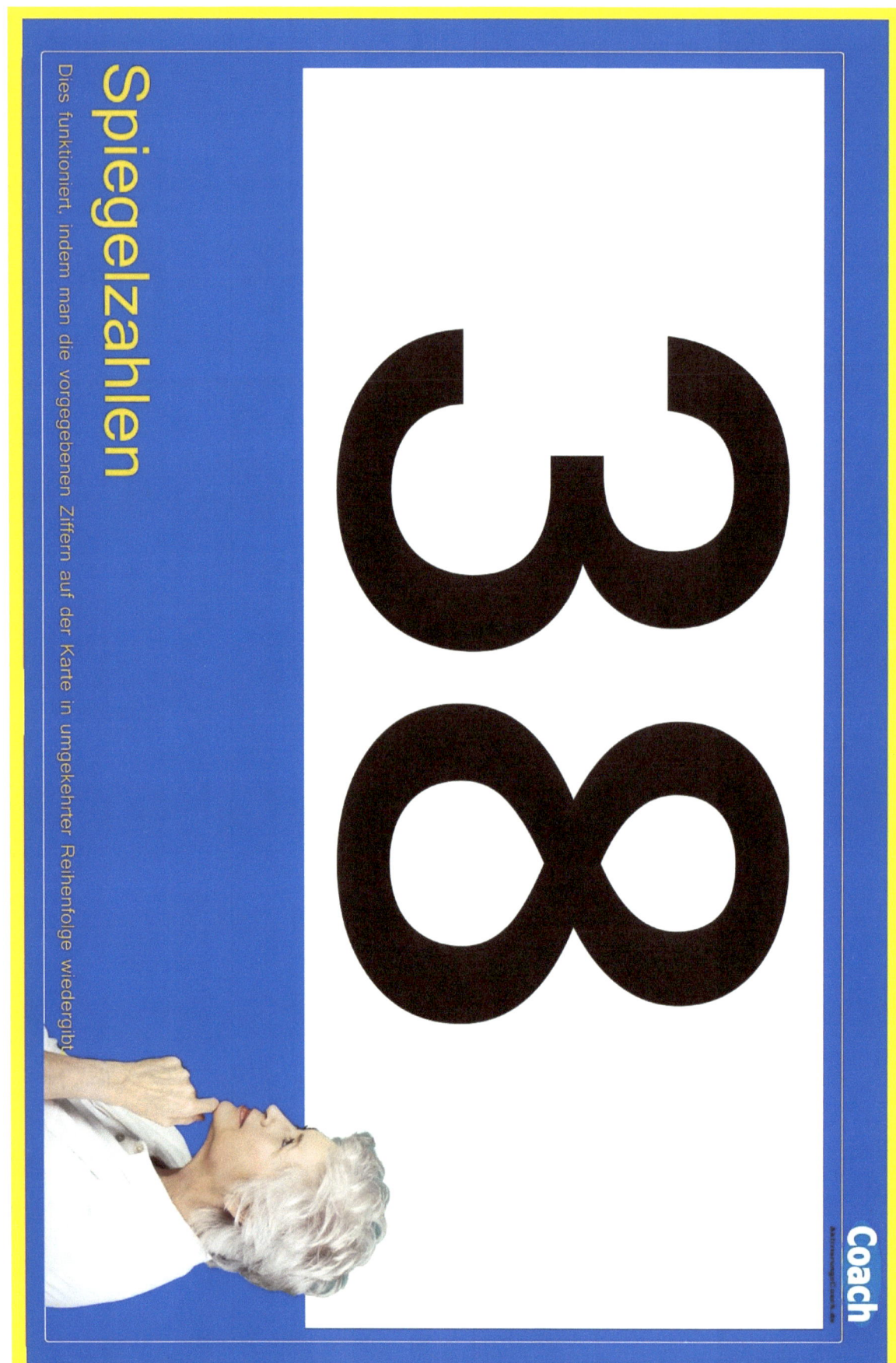

Spiegelzahlen

Dies funktioniert, indem man die vorgegebenen Ziffern auf der Karte in umgekehrter Reihenfolge wiedergibt.

Coach

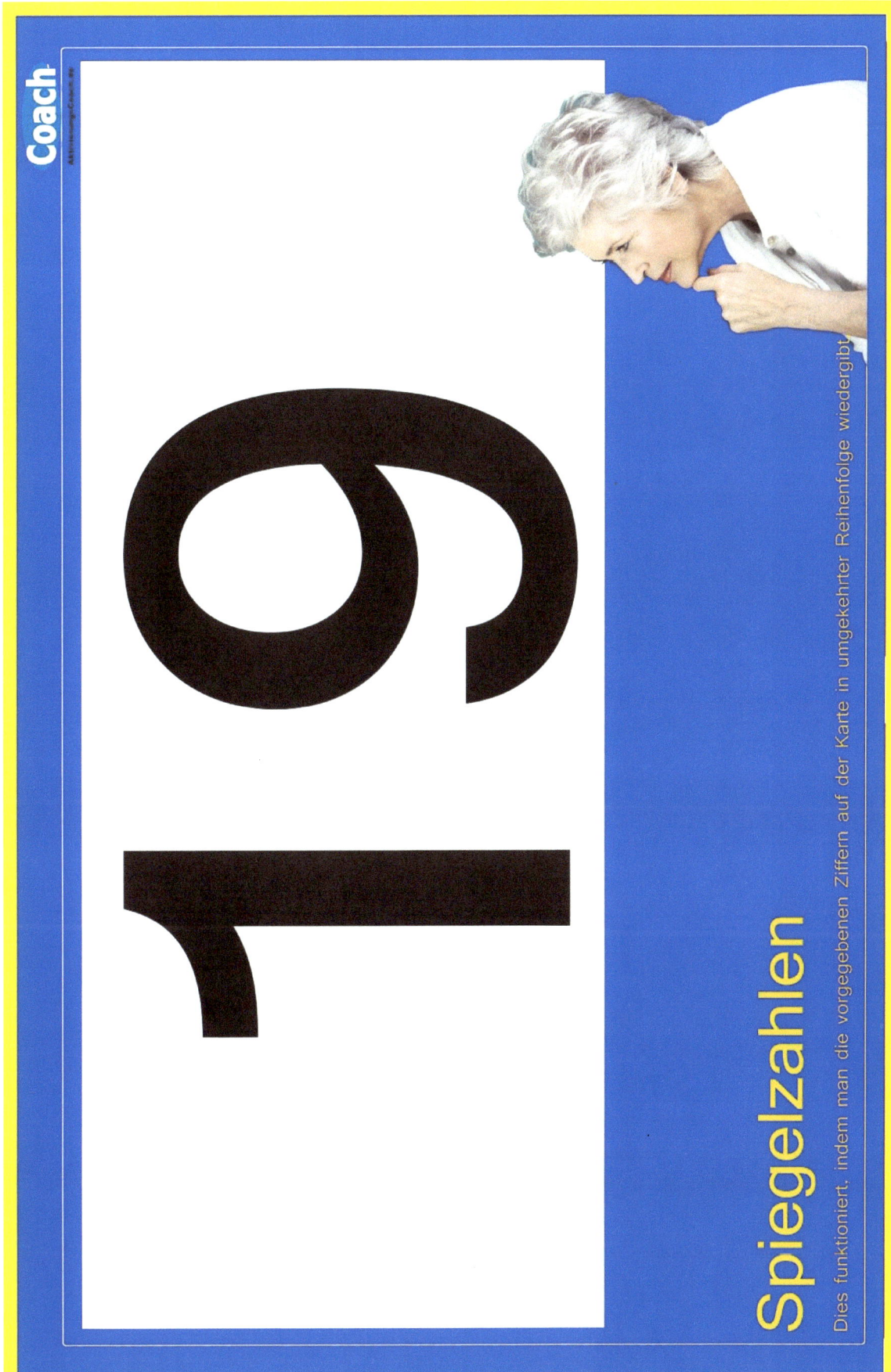

Spiegelzahlen

Dies funktioniert, indem man die vorgegebenen Ziffern auf der Karte in umgekehrter Reihenfolge wiedergibt

Spiegelzahlen

Dies funktioniert, indem man die vorgegebenen Ziffern auf der Karte in umgekehrter Reihenfolge wiedergibt.

44